TABATA

Schlank und Fit in 4 Minuten

inkl. 14-Tages Challenge

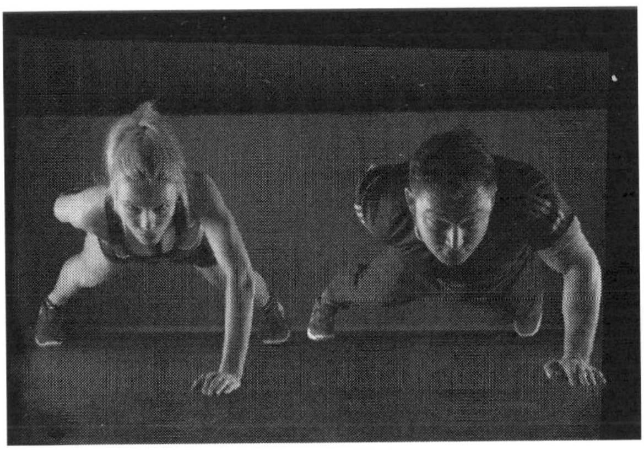

Body Experts

INHALT

Skate Jumps

Twerk Dance - Sexy und wirksam

Der Flieger - Bewegung und Spannung

Beinheben im Liegen

Hüftheben - eine einfache Kerze

Wadenheben mit einfachen Hilfsmitteln

Mambo und Cha, Cha, Cha- Fun und Fettverbrennung

Grapevine - Grundschritte beim Aerobic, toll für das Tabata-Training

Links, rechts und Uppercut

Der Bollywood Shimmy - gut für die Koordination

Treppen steigen

Der V-Step

Tip Toe und Sprung

Seitliches Schulterheben

Hüftdreher

Deckenlift

Schere oder auch Scissor

Sprint

Tippen

Kicks

Heels High anstatt High Heels

Radfahren

Übung mit dem Gymnastik-Ball

Popodrücken

Popodrücken ladylike und nicht ladylike

Klassische Crunches

Einfache Push-ups

Sit Ups

Meerjungfrau

Schwimmen

Prima Übung mit einem Stuhl

Cross Crunch

Seitliches Beinheben

Rudern mit dem Fitness-Band

Übung mit dem Fitness-Band im Stehen

Tabata-Übungen für Fortgeschrittene

Leichte Aufwärmübungen

Kniebeugen mit Sprung

Plank mit Fußheben und Kreuzen

Umgekehrter Plank oder schiefe Brücke

Tabata –Schlank und Fit in 4 Minuten inkl. 14-Tage Challenge

Auch für viele Sportfans und Fitness Fanatier ist Tabata ein immer noch fremder Begriff. Diese neue Art des Trainings wurde erst im Jahre 1996 von Dr. Tabata entwickelt. Dr. Izumi Tabata wurde 1956 in Japan geboren und studierte sowohl in Japan, als auch in Norwegen und den USA. Er ist ein angesehener Sportwissenschaftler, der sich eingehend mit Gesundheit, Ernährung und Bewegung auseinander setzt. Er veröffentlichte unzählige Artikel über Effekte von individuell kombiniertem, moderatem und intensivem Intervalltraining, welches für effektiven Gewichtsverlust gegenüber herkömmlichen Ausdauertrainings große Wirkung zeigte. Er gilt auch als Gründer und Erfinder des Tabata-Trainings, einer Methode, die nur wenig Zeit in Anspruch nimmt, jedoch schon nach kurzer Zeit große Wirkung zeigt.

Was ist Tabata-Training?

Tabata-Workout gilt als das Training aller, die es permanent eilig haben. Auch wer keine Zeit für den Besuch eines Fitness Centers hat, oder alle, die sich nicht zu einem längeren Workout aufraffen können, werden das Tabata-Training lieben. Dieses Training ist ein sogenanntes Intervalltraining, das pro Trainingstag nur 4 Minuten in Anspruch nimmt. Es handelt sich hierbei um sehr intensive Trainingseinheiten mit ständig wechselndem Schwerpunkt. Immer aber zielen diese auf eine starke Beanspruchung einer bestimmten Muskelgruppe und auf eine hohe Fettverbrennung ab.

Das Intervalltraining ist auch eine tolle Ergänzung zu Cardio und Fitness Training. Gerade wenn während der Diäten die Pfunde einfach nicht purzeln wollen, obwohl man stundenlang am Heimtrainer schwitzt, können die täglichen 4 Minuten Tabata-Training wahre Wunder wirken. Der Stoffwechsel wird angekurbelt, die Fettverbrennung kommt auf Hochtouren, und das Ergebnis ist in kürzester Zeit sichtbar.

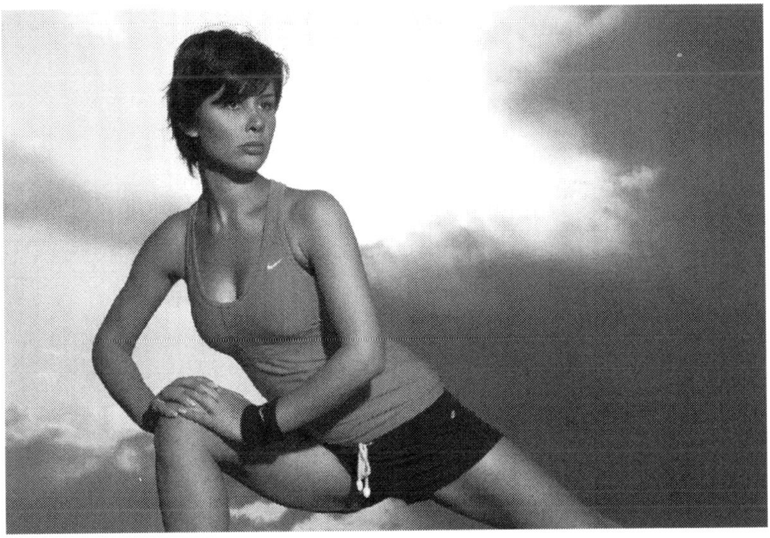

Wie funktioniert Tabata-Training?

Jedes Training dauert 4 Minuten. Während der kurzen Intervalle wird bis zur Leistungsgrenze trainiert. Diese Trainingseinheiten werden von kurzen Pausen von jeweils 10 Sekunden unterbrochen. Trainiert wird stets im 2:1 Intervall. Das bedeutet 20 Sekunden hartes und intensives Training, gefolgt von 10 Sekunden. Diese 10 Sekunden dienen aber nicht nur zur Regeneration. Diese 10 Sekunden haben auch einen enorm motivierenden Effekt. Es sind immer nur mehr ein paar Sekunden bis zur nächsten Pause - in diesen Sekunden ist es möglich an die eigenen Grenzen zu gehen. Jedes Training wird 8 Mal wiederholt, und schon ist das Tagespensum geschafft.
Der Körper muss sich nun in diesen 20 Sekunden kurzfristig sehr viel Energie holen. Diese Energie gewinnt er direkt aus den Fett-Depots, und die Pfunde purzeln. Das Tabata-Training ist somit so etwas wie eine Geheimformel für die schlanke Linie. Am wirksamsten ist dieses Training am frühen Morgen, noch vor dem Frühstück. Zu dieser Zeit sind die Glykogenspeicher des Körpers noch leer, und der Organismus greift automatisch auf die Fett-Depots zur Energiegewinnung zu. Ebenfalls sehr große Wirkung hat das Intervall-Training nach einer bereits absolvierten Cardio oder Fitness-Einheit. Auch hier sind die Glykogenspeicher leer und die Fettdepots werden zur Energiegewinnung herangezogen. Wer sich gerade im Muskelaufbau befindet, und durch Tabata-Training Fett verlieren möchte, der sollte nach dem Intervall-Training stets einen Eiweiß Shake zu sich nehmen. So wird der Gefahr entgegengewirkt, dass mühsam aufgebaute Muskelmasse verloren geht.

Doch auch beim Tabata-Training gilt: Ohne Fleiß kein Preis und konsequentes Training und gesunde Ernährung spielen optimal zusammen. Wer die ganze Woche über ordentlich schlemmt und mehr Kalorien zu sich nimmt als er verbraucht, der wird auch mit einer Trainingseinheit pro Woche keine großen Sprünge machen. Das Tabata-Intervallstraining ist perfekt dafür geeignet, es jeden Tag durchzuziehen, denn vier Minuten vor dem morgendlichen Duschen kann sogar der größte Morgenmuffel erübrigen. Außerdem ist erwiesen, dass Morgensport für gute Laune sorgt. Es werden Endorphine ausgeschüttet, der Körper kommt in Schwung und der Kreislauf ist aktiviert. So startet man wirklich frisch und munter in den Tag. Optimal ist es, 5 Mal pro Woche zu trainieren.

Welche Übungen werden beim Tabata-Training verwendet?

Das Gute an diesem Training ist, es können beinahe alle Übungen angewandt werden, bei denen man an die Grenzen gehen kann. Von sehr schnellem Laufen am Stand, hochziehen der Knie, Jumping Jacks, Kniebeugen, Burpees, Seilspringen, Liegestütze, Klimmzüge, Übungen aus anderen Aerobic Programmen, wie Tae Bo oder Bauch-Beine-Po, alles kann hier übernommen werden. Die Voraussetzung ist lediglich, dass alle Übungen an der Obergrenze der Leistung ausgeführt werden müssen. Jeder kann sich seine liebsten Übungen auswählen oder speziell Übungen für die eigenen Problemzonen absolvieren. Je geübter man ist, desto leichter gelingen auch schwierige Übungen wie Liegestütze, Klimmzüge und Mountain Climber. Auch das Laufband, der Stepper, Ergometer oder der Heimtrainer können für das Tabata-Training verwendet werden.

Tabata-Training und HIIT - ist da ein Unterschied?

HIIT bedeutet High Intense Intervall Training. Das Tabata-Workout ist somit eine Unterart des HIIT-Trainings. Sprinter verwenden HIIT-Methoden, ebenso Boxer oder Gewichtheber. Bei verschiedenen HIIT-Trainingsmethoden wird jedoch die Intensität und auch die Dauer variieren. Beim Tabata-Workout jedoch wird stets 4 Minuten trainiert, wobei 20 Sekunden volle Kraft voraus von 10 Sekunden Ruhe abgewechselt werden.

Was wird für ein Tabata-Workout benötigt?

An oberster Stelle stehen natürlich Motivation und Disziplin. Gerade weil hier täglich nur 4 Minuten trainiert werden, sollte man sich nicht selbst beschummeln und während der 20 Sekunden Trainingseinheiten wirklich an die eigenen Grenzen gehen.
Optimal ist auch ein Tabata-Timer. Dies ist eine Stoppuhr, die genau auf die Intervalle von 20 Sekunden Training und 10 Sekunden Pause abgestimmt ist. Es reicht aber auch eine große Uhr, von der während des Trainings die Zeit komfortabel abgelesen werden kann. Es gibt aber auch im Internet Timer, die akustisch die Trainingseinheiten signalisieren. Auch verschiedene Apps für Smartphones sind eine große Hilfe. Wer sich durch Musik am besten motivieren lässt, der sucht sich auf You Tube spezielle Tabata-Musik. Diese ist ebenfalls auf die Intervalle abgestimmt. Das Training wird somit erleichtert, da der Blick nicht ständig auf die Uhr wandern muss. Zusätzlich spornt fetzige Musik an und bringt uns an unsere Grenzen.

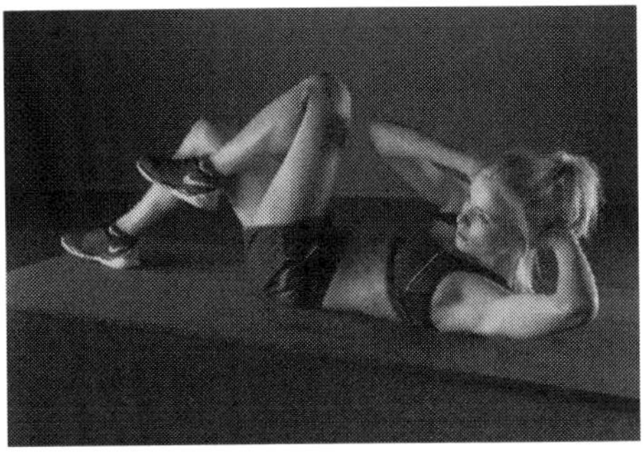

Tabata-Workout - ein Training für alle?

Jeder kann mit dem Tabata-Workout erfolgreich abnehmen, den Körper stärken, fit und trainiert werden. Sämtliche Übungen lassen sich auf die individuelle Verfassung maßschneidern. Zudem geht man bei diesem Workout stets an die eigenen Grenzen - das bedeutet - jeder hat seine eigenen Grenzen. Um die Verletzungsgefahr zu minimieren sollte man sich vor jedem Training gut aufwärmen. Auch sollte man Übungen, die Schmerzen verursachen nicht mit Zwang ausführen. Lieber zu einer anderen Übung wechseln und diese Übung vielleicht zu einem späteren Zeitpunkt wiederholen. Wer Probleme mit den Knien hat oder bestimmte Positionen nicht ausführen kann, der sollte auch Übungen, die diese Körperzonen betreffen ohne schlechtem Gewissen auslassen. Es ist nicht wichtig, welche Übung man macht, sondern dass man sich zum Training aufrafft und motiviert.

Tabata-Training und die verbrannten Kalorien

Das schöne, ein sozusagen zusätzliches Zuckerl ist der Nachbrenn-Effekt, den man mit dem Tabata-Training erzielen kann. Hier werden auch lange nach dem Training noch mehr Kalorien verbraucht als bei einem vergleichbaren Ausdauer Training. Der korrekte Kalorienverbrauch rechnet sich natürlich aus dem eigenen Körpergewicht, der Übung und der Intensität zusammen. Durchschnittlich werden aber stets gut 220 verbrannte Kalorien pro Tabata-Workout gerechnet.

Tabata-Übungen für Anfänger

Gerade am Anfang ist es wichtig, dass man sich nicht durch schwierige Übungen selbst überfordert. Dies wirkt sich nur demotivierend aus. Selbst leichte, simple und einfache Übungen verbessern das Körpergefühl und helfen dabei dem Wunschgewicht näher zu kommen. Absolut wichtig aber ist, dass die Übungen korrekt ausgeführt werden. Es sollte auf die optimale Haltung geachtet werden, damit keine körperlichen Schäden oder Verletzungen entstehen. Die nachfolgenden Übungen sind ideal für Anfänger geeignet. Mit diesen Übungen werden sämtliche Bereiche des Körpers trainiert und jeder kann sich, seinen eigenen Problemzonen angepasst, die besten Übungen aussuchen.

Eine beliebte Übung für den Bauch - das Schiffchen

Leg Dir eine Matte auf den Boden und lege Dich auf dem Rücken darauf. Die Arme und Beine werden weit nach oben und unten ausgestreckt und dienen als Verlängerung des Körpers. Die Beine bitte schließen. Nun Arme und Beine soweit anheben, dass ein deutliches Ziehen im Bauch spürbar ist. Der Rücken bleibt gerade und fest gegen den Boden gedrückt und der Kopf muss zwischen den Schultern positioniert sein. Die Anspannung nun für 20 Sekunden halten, 10 Sekunden lösen, 20 Sekunden anspannen usw.

Beinübungen für Anfänger - Squats oder Kniebeugen

Die Beine stehen schulterbreit auseinander, die Hände werden in die Hüften gestemmt und der Popo wandert zurück. Die Knie werden nun soweit gebeugt, bis sie sich knapp über den Fußspitzen befinden. Auf keinen Fall weiter. Der Popo bleibt schön hinten, das Gewicht ist auf die Fersen verlagert und die Konzentration geht dahin, dass man nicht nach vorne über kippt. Auch hier wieder die Intervalle von 20 Sekunden Training und 10 Sekunden Pause, für 4 Minuten einhalten.

Übung für den knackigen Popo - Beinrückheben

Leg Dir eine Matte auf den Boden. Gehe nun auf alle Viere und stütze Dich entweder mit den Handflächen oder den Ellenbogen ab. Wenn Du empfindliche Knie hast, dann schiebe Dir zusätzlich ein Handtuch oder ein dünnes Kissen unter die Knie. Ein Bein wird nun angewinkelt nach hinten gestreckt, bis es den höchsten Punkt erreicht hat. Das Bein nun wieder bis zur Hälfte senken und wieder heben. Das bein darf während der Übung nicht abgelegt werden. Auch hier die Intervalle von 20 Sekunden Voll-Power und 10 Sekunden Rast einhalten.

Einfache Übung für kräftige Arme

Gerade am Anfang sind richtige Liegestütze schwer - doch gerade Oberarme sind eine häufige Problemzone. Dafür ist die Liegestütz-Übung gegen die Wand geradezu optimal. Stell Dich einen großen Schritt von der Wand entfernt auf. Du blickst nun zur Wand und drückst Deine Hände in Schulterbreite auf die Wand. Nun die Ellenbogen so weit beugen, dass die Nase beinahe die Wand berührt. Auch hier wieder dem 20 Sekunden und 10 Sekunden Rhythmus der Tabata-Intervalle folgen.

Jumping Jacks oder der gute, alte Hampelmann

Jeder kennt diese Übung noch aus dem Kindergarten. Wichtig ist, dass Du währen der 20 Sekunden Training wirklich an Deine Grenzen gehst. Achte auf Deine Knie, die sollten nie ganz durchgestreckt sein. Auch solltest Du Jumping Jacks nie unaufgewärmt machen. Wenn Du Deine Arme nach oben bewegst, springst Du in die Grätsche, beim Herunterbringen der Arme schließt Du Deine Beine wieder. Je fortgeschrittener Du bist, um so größer und auch höher werden Deine Sprünge beim Hampelmann.

Plank - der Unterarmstütz, toll auch für Bauch und Rücken

Hierbei gehst Du auf Deiner Matte in den Vierfüßlerstand. Nun legst Du Dich auf die Ellenbogen ab und strecke die Füße gerade nach hinten. Die Füße sind etwas hüftbreit platziert und die Beine absolut gerade. Nun ist es wichtig den Körper in Spannung zu halten. Popo nach oben, damit er eine gerade Linie mit dem Rumpf bildet. Die Spannung für 20 Sekunden halten, 10 Sekunden lockern und wieder 20 Sekunden anspannen. Die Übung Plank ist auch ein guter Ausgangspunkt für spätere schwierigere Übungen.

Lunges - die beliebte Übung für Beine und Po

Lunges sind gute, alte Ausfallschritte. Während dieser Übung ist es wichtig, dass Du den Bauch gut angespannt hältst und Deine Knie auch bei den Ausfallschritten nicht über die Zehen hinausragen. Dein Schwerpunkt befindet sich auf den Fersen, drücke Dich nie von den Zehen ab. Nun machst Du mit einem Bein einen großen Ausfallschritt nach vorne, senke den Körper und drücke Dich wieder in die Ausgangsposition zurück. Diese Lunges nun für 20 Sekunden, abwechselnd mit 10 Sekunden Pause ausführen.

Der Katzenbuckel - Spannung und Streching

Für diese Übung gehst Du wiederum in den Vierfüßerstand auf die Matte. Achte darauf, dass Deine Knie nicht schmerzen. Kleine Kissen oder ein Handtuch unter die Knie geschoben, helfen sehr gut. Nun stütze Dich auf den Ellenbogen ab und verteile Dein Gewicht gleichmäßig auf Hände und Knie. Nun drückst Du Deinen Rücken nach oben, und machst einen hohen Katzenbuckel. Die Spannung im Katzenbuckel für 20 Sekunden halten. Diese Übung hört sich sehr simpel an, Du wirst aber schnell merken, wenn Du sie korrekt ausführst, beginnt Dein Körper vor Anstrengung an zu zittern.

Knie hochziehen

Diese Übung bringt den Stoffwechseln so richtig auf Touren, und Dich ins Schwitzen. Ziehe nun schnell abwechselnd das linke und das rechte Knie hoch. Versuche das Knie wirklich so hoch als möglich zu bekommen. Anfangs kannst Du diese Übung vom Stand aus machen, später kannst Du das Hochziehen der Knie in eine gesprungene Übung einbauen. Dann aber wie immer darauf achten, dass Deine Gelenke gut aufgewärmt sind.

Kettlebell Swing - die Übung mit der Kugelhantel

Hierfür brauchst Du einen Fitness-Kettlebell, eine Kugelhantel mit breitem Griff, damit Du mit beiden Händen ordentlich zugreifen kannst. Diese Übung punktet mit einem hohen Energieverbrauch, stärkt den Rücken und den Po und wirkt gut gegen Verspannungen im Rücken und Nacken. Du stellst Dich breitbeinig hin, achtest auf eine gerade Haltung, Du solltest stets das Gefühl haben, dass Du den Bauchnabel "eingezogen" hast. Beide Hände umfassen die Kugelhantel und hängen vor dem Körper. Die Schultern werden zurückgedrückt, der Brustkorb geöffnet. Nun gehst Du in die Knie und schwingst die Kugelhantel durch Deine Beine hindurch und wieder hoch. Den Schwung für die Kugelhantel holst Du Dir aus der Hüfte, die Hände dienen nur als Verbindung zwischen Körper und Hantel. Auch diese Übung 20 Sekunden intensiv durchführen und 10 Sekunden rasten. 8 Mal wiederholen, und Dein heutiges 4 Minuten Workout ist geschafft.

Twirl für die schräge Bauchmuskulatur

Setz Dich auf den Boden und ziehe Deine Beine im 90° Winkel an. Deine Fersen stemmst Du in den Boden, die Zehenspitzen schauen nach oben. Die Arme und Hände werden nun vor der Brust verkreuzt, der Bauchnabel eingezogen und der Bauch ordentlich angespannt. Senke nun Deinen Oberkörper ab. Du solltest auf halber Strecke zwischen Sitz,- und Liegeposition halten. Nun den Oberkörper von links nach rechts drehen, bis Du ein deutliches Ziehen in der schrägen Bauchmuskulatur spürst. Auch diese Übung wieder 20 Sekunden trainieren, 10 Sekunden rasten und 8 Wiederholungen durchführen.

Bauch, Beine, Po mit dem Oberkörper Beinkreuzer

Leg Dich auf den Boden und strecke Arme und Beine von Dir. Die Arme sind zu einem V geformt und die Beine etwa hüftbreit und gerade. Den Bauch anspannen, den Nabel einziehen und den unteren Rücken fest gegen den Boden pressen. Nun hebst Du den Oberkörper und ein Bein und berührst mit der linken Hand Dein rechtes Bein. Die andere Hand und das andere Bein bleiben am Boden liegen. Nun die Übung rasch im Wechsel ausführen. 20 Sekunden Training, 10 Sekunden rasten und für 4 Minuten durchhalten.

Hüfte drehen und senken

Du gest wieder auf die Matte und legst Dich auf den Rücken. Der Bauch ist angespannt, der Nabel eingezogen und der Rücken liegt gleichmäßig bis zu den Schultern am Boden auf. Nun hebst Du Deine Beine an bis sie kerzengerade in der Höhe sind und senkst sie anschließend zu einem 90° Winkel ab. Nun drehst Du die abgewinkelten Beine links und rechts, bis sie beinahe den Boden berühren. Deine Waden sollten parallel zum Boden verlaufen, kurz innehalten und auf die andere Seite wechseln. Nicht vergessen, 20 Sekunden bis an Deine Grenzen gehen, durchhalten, 10 Sekunden rasten und 8 Wiederholungen ausführen.

Balance und Kräftigung - Kniebeugen auf nur einem Bein

Bei dieser Übung festigst Du Deine Oberschenkel und den Po und trainierst auch Dein Gleichgewicht. Stell Dich aufrecht mit geschlossenen Beinen hin, der Bauch wird angespannt und der Nabel eingezogen. Die Arme liegen seitlich am Körper an. Nun verlagerst Du das Gewicht auf ein Bein und winkelst das andere Bein an. Die Wade sollte parallel zum Boden laufen. Nun gehst Du auf einem Bein in die Knie, so weit als möglich und hältst hier für 20 Sekunden die Stellung. Durchhalten, denn schon winken die 10 Sekunden Pause.

Übung für Bizeps, Trizeps und den Brustmuskel

Für diese tolle Übung mit großer Wirkung benötigst Du lediglich ein kleines Handtuch. Nimm nun jeweils ein Ende des Handtuchs fest in die Hand. Führe nun beide Arme nach vor und halte sie in Schulterhöhe. Das Handtuch zwischen Deinen Händen bleiben gespannt, der Oberkörper gerade, die Bauchmuskeln angespannt und der nabel eingezogen. Die Handflächen zeigen nach unten. Nun ziehst Du mit einer Hand das eine Ende des Handtuchs zu Deinem Oberkörper, während die andere Hand ausgestreckt bleibt und stabil dagegen drückt. Die Spannung für 20 Sekunden halten, rasten und anschließend die Seite wechseln. Du solltest die starke Spannung durch Zittern in den Oberarmen spüren.

Neider Press - Übung für Kurzhanteln oder mit Wasserflaschen

Wenn Du keine Kurzhanteln hast, kannst Du für diese Übung auch zwei 0,5 Liter Wasserflaschen verwenden, die Du mit Wasser oder Sand füllst. Für den Anfang kannst Du diese Übung auch ganz ohne Gewicht probieren. Stell Dich nun aufrecht und hüftbreit auf, der Bauch ist angespannt, der Nabel ist eingezogen und in den leicht gebeugten Armen hältst Du jeweils ein Gewicht. Nun hebst Du die Arme bis auf Schulterhöhe an. Jetzt beugst Du die Arme und ziehst somit das Gewicht zur Brust. Die Arme bleiben waagrecht und die Ellenbogen zeigen schräg nach hinten. Nun strecke die Arme wieder aus und ziehe sie wieder an. Für 20 Sekunden solltest Du die Spannung nicht auflösen.

Schnelle Box-Schläge

Du stehst aufrecht mit geschlossenen Beinen. Der Bauch ist angespannt, der Bauchnabel eingezogen und die Schultern drücken nach unten. Nun formst Du Deine Hände zu Fäusten und winkelst die Arme ab. Die Fäuste hast Du nun wie eine Deckung vor Deinem Gesicht. Nun verteilst Du für 20 Sekunden rasche Lufthiebe. Achtung, Deine Schläge sollten präzise und geführt sein. Nie die Anspannung verlieren. Nach 10 Sekunden Pause geht es weiter. Die 8 Runden hast Du schnell überstanden, ohne dabei K.O. zu gehen.

Cross Crunch im Stehen

Stell Dich aufrecht hin und platziere Deine Füße in Hüftbreite. Der Bauch ist angespannt, der Bauchnabel eingezogen und Deine Hände streckst Du in Schulterhöhe links und rechts von Dir ab. Nun winkelst Du die Arme an, Deine Fingerspitzen sollen Deine Schläfen leicht berühren. Nun das linke Knie heben, den Rumpf zur Seite drehen, sodass sich Knie und Ellenbogen berühren können. Für 20 Sekunden abwechselnd das linke und rechte Knie heben, 10 Sekunden rasten und die Übung 8 Mal wiederholen.

Auf die Knie und auf, eine Übung für Kraft, Ausdauer und Koordination

Die Ausgangsposition ist stehend. Der Körper ist angespannt, der Bauchnabel eingezogen und die Hände werden vor der Brust in Meditationsstellung aneinander gepresst. Nun kniest Du Dich zuerst mit einem, dann mit dem zweiten Bein auf den Boden, und erhebst Dich auch sofort wieder. Immer ein Bein nach dem anderen. Knie, Knie, heben, heben. Dein Körper bleibt aufrecht und in Spannung. 20 Sekunden Training, 10 Sekunden Pause und 8 Wiederholungen und Dein Kreislauf ist garantiert in Schwung.

Spiderman

Für diese Übung gehst Du in den Vierfüßlerstand. Die Arme befinden sich unter den Schultern, die Beine sind gerade nach hinten gestreckt und der gesamte Körper ist angespannt und bildet eine Gerade. Nun abwechselnd das linke und das rechte Bein seitlich anziehen. Diese Fußbewegung erinnert an Spiderman oder an die Bewegung eines Frosches. Unbedingt für 20 Sekunden durchhalten, 10 Sekunden flach am Boden rasten und mit den weiteren Übungen fortfahren.

Skate Jumps

Für diese Übung stellst Du Dich breitbeinig auf. Der Oberkörper wird leicht nach vorne gebeugt. Spannung halten, Bauchnabel einziehen und los geht es. Du hüpfst nun in großen Schritten, seitwärts, von einem Fuß auf den anderen. Während Du landest tippst Du mit dem zweiten Fuß leicht hinter Dein Standbein. Die Arme schwingen leicht mit, sollten aber dennoch Spannung haben. Stell Dir bei dieser Übung vor, Du imitierst einen Eisschnellläufer.

Twerk Dance - Sexy und wirksam

Stämme Deine Hände in die Hüften und öffne die Beine etwas weiter als schulterbreit. Nun gehst Du leicht in die Knie, Deine Fußspitzen zeigen nach außen und die Knie befinden sich hinter den Fußspitzen. Nun bewegst Du schnell Deine Hüften und den Po vorwärts und rückwärts. Je tiefer Du in die Knie gehst, um so effektiver ist diese Übung. Auch wenn Du locker zu fetziger Musik tanzt, vergiss nie auf Deine Körperspannung.

Der Flieger - Bewegung und Spannung

Für diese Übung stellst Du Dich in Schulterbreite auf. Der Oberkörper ist gerade, der Bauch angespannt und der Bauchnabel fest eingezogen. Nun bewegst Du den Oberkörper für 90 Grad nach vorne. Die Knie sind leicht gebeugt und die Arme werden seitlich wie Flügelschläge angehoben. Drücke Deine Arme mit den Handflächen nach unten so hoch du kannst. Rasch wirst Du ein Ziehen in den Oberarmen spüren - jedoch ist Durchhalten für 20 Sekunden angesagt. Lockere Deine Arme während der 10-sekündigen Pause und schon geht es weiter mit den nächsten Wiederholungen.

Beinheben im Liegen

Bei dieser Übung liegst Du auf der Matte. Der Körper ist ausgestreckt und gerade und die Hände befinden sich seitlich neben Deinem Body. Presse Deinen Rücken fest in den Boden, der Nabel ist eingezogen und der Bauch angespannt. Die Beine befinden sich dicht nebeneinander. Hebe diese nun an, so hoch Du kannst und senke sie wieder. Die Beine sollten für die nächsten 20 Sekunden den Boden nicht mehr berühren. 10 Sekunden rasten, und weiter geht es.

Hüftheben - eine einfache Kerze

Auch bei dieser Übung liegst Du auf dem Boden. Der Rücken ist gerade und fest in den Boden gepresst. Die beine sind ausgestreckt und eng nebeneinander. Die Knie dürfen sich bei dieser Übung berühren. Nun hebst Du die Beine an und streckst sie in die Höhe. Jetzt hebst Du auch das Becken an und bringst auch den unteren Rücken in die senkrechte Lage. Diese Stellung für 20 Sekunden halten, lösen, abrollen., rasten und wiederholen.

Wadenheben mit einfachen Hilfsmitteln

Für diese Übung verwendest Du am besten einen Stepper, ein großes dickes Buch ist aber auch ausreichend. Wichtig ist, dass Du auf dem Buch mit beiden Füßen Platz findest. Stell Dich nun auf den Stepper (oder das Buch). Deine Fersen sollen an der Kante hinunterdrücken, sodass Du eine schöne Spannung spürst. Nun stellst Du Dich auf die Zehenspitzen, Du willst ganz hoch hinaus, und hältst hier für 20 Sekunden wieder die Stellung. Abrollen, Fersen nach unten drücken und für 10 Sekunden pausieren.

Mambo und Cha, Cha, Cha- Fun und Fettverbrennung

Bei dieser Übung kombinierst Du einen Mamboschritt nach rechts mit drei schnellen Cha-Cha-Cha Schritten. Es folgt ein Mamboschritt nach links und wieder Cha-Cha-Cha. Versuche das Tempo so hoch als möglich zu halten, Du sollst während der 20 Sekunden so richtig ins Schwitzen kommen.

Grapevine - Grundschritte beim Aerobic, toll für das Tabata-Training

Bei diesem schnellen Move bewegst Du Dich jeweils seitwärts vier Takte nach rechts und anschließend vier Takte nach links. Du startest mit einem großen Schritt zur Seite, führst den zweiten Fuß schräg hinter den ersten Fuß, gefolgt von einem weiteren großen Schritt und schließt anschließend die Füße. Nun wird die Richtung gewechselt. Während der 10 Sekunden pause schüttelst Du Deine eine ordentlich aus, und schon geht es weiter.

Links, rechts und Uppercut

Du stellst Dich mit breiten Beinen und guter Körperspannung auf. Die Knie sind leicht gebeugt und die Arme angewinkelt. Die Hände sind zu Fäusten geformt. Du drehst Dich auf eine Seite und jetzt schlägst Du links und rechts wie beim Boxkampf, gefolgt von einem Uppercut tief von unten. Rasch die Seiten wechseln, boxen und ausholen und Seite wechseln. Nach 20 Sekunden hast Du Dir 10 Sekunden Pause verdient, bevor es wieder weiter geht.

Der Bollywood Shimmy - gut für die Koordination

Du stellst Dich breitbeinig hin und Deine Arme werden auf Schulterhöhe links und rechts ausgestreckt. Nun bewegst Du rasch Deine Schultern vor und zurück, ohne die Arme dabei zu senken. Gleichzeitig bewegst Du Deine Hüften von links nach rechts. Es erfordert etwas Konzentration beide Bewegungen gleichzeitig auszuführen, auch die Arme werden rasch schwer, doch nach 20 Sekunden kannst Du kurz rasten, bevor es mit den nächsten Runden weiter geht.

Treppen steigen

Dies ist eine tolle Übung, die Du auch wunderbar im Freien machen kannst. Sport an der frischen Luft macht Spaß. laufe nun für 20 Sekunden die Treppe hoch und runter. Achte darauf, dass Du jeden Schritt überlegt setzt und den Körper in Spannung hältst. Wenn Du nicht im Freien trainieren möchtest und auch zu Hause keine Treppe hast, dann nimm einen Stepper oder ein Buch und steige hier rasch rauf und runter. Wichtig ist dabei, dass Du einen Fuß auf die Treppe setzt, den zweiten Fuß hinzu stellst und dann wieder zuerst mit einem und dann mit dem anderen Fuß absteigst.

Der V-Step

Auch diese Übung bringt Dich in Schwung. Stell Dich mit geschlossenen Beinen auf und starte mit dem rechten Fuß. Ein großer diagonaler Schritt nach rechts, danach mit dem linken Fuß ein großer diagonaler Schritt nach links. Rechter Fuße zurück, linker Fuß zurück, bis Du wieder in der Ausgangsposition stehst. 20 Sekunden mit rechts, Pause, 20 Sekunden mit dem linken Fuße beginnend, Pause und wieder von vorne. Achte darauf, dass Du in gutem Tempo startest.

Tip Toe und Sprung

Bei dieser Übung kommst Du auch garantiert ordentlich ins Schwitzen. Stell Dich mit leicht geöffneten Beinen hin. Der Bauch ist angespannt, der Bauchnabel eingezogen und der Po zusammen gepresst. Nun beugst Du Dich vorne über, die Knie leicht gebeugt und berührst rasch Deine Zehen. Im selben Zug richtest Du Dich wieder auf, machst einen kleinen Sprung, und berührst wieder Deine Zehen. Je nach Kondition kannst Du die Höhe Deiner Sprünge selbst dosieren. Wichtig ist, dass Du an Deine eigenen Grenzen gehst, wie hoch Deine Sprünge sind, sind dann nicht so wichtig.

Seitliches Schulterheben

Für diese Übung benötigst Du wieder Kurzhanteln oder Hand-Manschetten. Du kannst natürlich auch wieder individuell befüllte Wasserflaschen verwenden, oder zu Beginn auch ganz ohne Gewicht trainieren. Stell Dich breitbeinig auf, die Knie sind leicht gebeugt, der Bauch angespannt, der Nabel eingezogen und der Popo fest zusammen gekniffen. Nimm die Gewichte in die Hände und strecke die Arme links und rechts von Dir ab. Die Arme sollen leicht gebeugt sein. Hebe nun gleichzeitig die Arme soweit Du kannst. Die Gewichte sollen sich im besten Fall oberhalb Deines Kopfes treffen.

Hüftdreher

Stell Dich breitbeinig auf, der Körper angespannt, der Bauch ist eingezogen und der Popo zusammengekniffen. Hebe die Arme nun seitlich neben Deinem Körper an und winkle sie ab. Die Fingerspitzen stützen sich leicht an den Schläfen ab, Der Oberkörper fängt nun mit Rotationen an. Dreh Dich links und rechts, jedoch soll sich nur Dein Oberkörper bewegen. Auch die Arme bleiben währen der 20-Sekunden Trainingseinheiten oben.

Deckenlift

Bei dieser Übung geht es wieder auf die Matte. Leg Dich dieses Mal auf den Bauch. Nun richte Deinen Oberkörper so weit als möglich auf und blicke zur Decke hoch. Wenn nötig kannst Du Dich mit den Händen abstützen. Versuche wirklich 20 Sekunden die Spannung zu halten. Diese Übung stärkt nicht nur Deine Rückenmuskeln, sondern befreit Dich auch vor Spannungskopfschmerzen.

Schere oder auch Scissor

Setz Dich auf den Boden, Du kannst in eine kleine Rückenlage gehen und nach Wunsch Deine Hände links und rechts von Deinem Körper als Stütze einsetzen. Nun spannst Du den Bauch an, hebst die Beine und überkreuzt diese schnell in der Luft. Während der 20 Sekunden dürfen die Beine nicht abgesetzt werden.

Sprint

Die nächste Übung kannst Du auch sehr einfach auf Deine eigene Kondition anpassen. Laufe am Stand so schnell Du kannst. Achte darauf, dass Du nur kleine Schritte machst, dafür aber das Tempo schön hoch hältst.

Tippen

Auch dies ist eine einfach Übung im Stand, bei der Du von Mal zu Mal Deine Fortschritte rasch erkennen kannst. Stell Dich gerade hin und leg ein Buch oder einen Ball vor Dich auf die Erde. Nun wird dieser Gegenstand abwechselnd und schnell mit den Zehenspitzen berührt. Während der Intervalle von 20 Sekunden solltest Du Dich selbst zur Höchstform anspornen.

Kicks

Achte darauf, dass Du vor Dir genügend Platz hast und nichts zu Bruch gehen kann. Abwechselnd werden nun mit dem linken und rechten bein Kicks ausgeführt. Wichtig ist dabei nicht die Höhe der Kicks, sondern das Tempo. Vergiss gleichzeitig nicht, Deine Körperspannung zu halten.

Heels High anstatt High Heels

bei dieser Übung läufst Du wieder sehr schnell am Stand. Dabei versuchst Du Deine Fersen so weit wie möglich an Deinen Popo zu ziehen. Du kannst in eine leichte Vorlage gehen, achte aber darauf, dass Dein Körper trotzdem gespannt ist, der Bauch eingezogen und der Popo fest ist.

Radfahren

Wenn Du einen Heimtrainer hast, dann machst Du diese Übung natürlich darauf. Wenn Du keinen hast, dann legst Du Dich auf den Rücken, streckst die Beine in die Höhe und radelst in der Luft. Achte darauf, dass Du Dich wirklich zu einem hohen tempo motivierst. Wenn Du am Rücken liegst, kannst Du den Kopf flach ablegen, und den Rücken fest in den Boden pressen. Für noch mehr Wirkung aber spannst Du den Bauch ordentlich an und hebst Kopf und Schultern etwas an.

Übung mit dem Gymnastik-Ball

Dies ist eine lustige Übung mit Deinem Gymnastik Ball. Stell Dich mit dem Rücken zum ball und setze Dich langsam auf den Ball. Nun balancierst Du Dein Gewicht aus und hebst die geschlossenen Beine leicht an. Die Beine nun heben und senken und gleichzeitig darauf achten, damit Du das Gleichgewicht nicht verlierst. Du musst mit den Hüften also immer etwas ausbalancieren.

Popodrücken

Leg Dich auf den Boden und winkle die Bein an. Stell sie auf und rücke die Fersen so nahe als möglich an den Po. Wenn Du die Fersen mit den Fingern fassen kannst, hast Du die richtige Position gefunden. Die schultern und der obere Rücken sind fest in den Boden gepresst. Nun stemmst Du Deinen Popo in die Höhe und lässt ihn wieder bis knapp über den Boden sinken. Pump in hohem Tempo und versuche den Po so hoch als möglich zu drücken. Für 20 Sekunden darf der Po den Boden nicht berühren.

Popodrücken ladylike und nicht ladylike

Geh in die Postition Popodrücken und halte den Po ganz hoch oben. Die Beine stehen etwas mehr als hüftbreit auseinander. Nun presst Du die Knie zusammen und lässt wieder locker. Für 20 Sekunden hältst Du den Po schön hoch oben und führst die Knie zusammen und wieder auseinander.

Klassische Crunches

Du legst Dich auf den Rücken und stellst Deine Beine in Hüftbreite auf. Die fersen drücken sich fest in den Boden. Die Knie sind korrekt nach oben gerichtet und die Hände liegen mit den Handflächen nach unten neben dem Körper. Nun spannst Du den Bauch an und ziehst den Oberkörper in die Höhe. Du beginnst mit dem Kopf, den Halswirbeln und der Wirbelsäule. Das alles soll ohne Schwung von Statten gehen. Die Hände lösen sich auch vom Boden und ziehen leicht in Richtung Zehen. Wenn Du den Körper so richtig angespannt hast, hältst Du diese Position für 20 Sekunden.

Einfache Push-ups

Diese Übung ist ideal für alle, die noch keine ganzen Liegestütze schaffen. Du gehst in den Vierfüßlerstand und richtest sowohl Knie als auch Hände etwa hüftbreit aus. Wenn Du Probleme mit den Knien hast, pack Dir ruhig ein Kissen oder ein dickes Handtuch unter die Knie. Nun gehst Du aus dieser Position in den Liegestütz und senkst Deinen Oberkörper und drückst ihn anschließend wieder in die Ausgangsposition. Du wirst sehen, mit etwas Motivation schaffst Du die 20 Sekunden spielend.

Sit Ups

Sit Ups zählen zu den bekanntesten und auch beliebtesten Übungen und sind toll um rasch Bauchmuskeln aufzubauen. Leg Dich auf den Boden, beuge Deine Knie ein und platziere Deine Fußsohlen flach auf dem Boden. Nun verkreuzt Du Deine Hände vor dem Körper und fasst Dir fest mit der rechten Hand an die linke Schulter und umgekehrt. Spann Deine Bauchmuskeln an und zieh den Bauchnabel richtig fest ein. Nun sitzt Du Dich auf. Achte darauf, dass Du zuerst Deinen Kopf aufrichtest und dass Du richtig Spannung in der Halsmuskulatur hältst. Nun lässt Du Dich langsam wieder in die Ausgangsposition gleiten und beginnst von vorne.

Meerjungfrau

Du setzt Dich auf den Boden, winkelst Deine Beine an und ziehst sie in Richtung Bauch. Die Beine sind fest geschlossen. Nun bewegst Du die geschlossenen Beine im angewinkelten Zustand rechts und links neben Deinen Körper. Der rechte Fuß soll die linke Seite neben Deinem Körper berühren und umgekehrt. Während dieser Übung trainierst Du ganz intensiv Deine Bauchmuskeln.

Schwimmen

Leg Dich mit dem Bauch voran auf den Boden. Die Arme und Beine werden ausgestreckt. Nun machst Du mit Armen und Beinen typische Schwimmbewegungen. Egal ob klassischer Schwimmstil, Kraul oder Delfin, das bleibt ganz Dir überlassen. Hauptsache, Du hältst die 20 Sekunden durch und lässt die Arme und Beine während der Intervalle nicht sinken.

Prima Übung mit einem Stuhl

Diese Übung ist wirklich einfach und jeder hat dafür das richtige Equipment. Es genügt ein Stuhl oder ein Sofa. Stell Dich nun mit dem Rücken zu Sitzfläche und setz Dich beinahe hin - der wichtigste Punkt ist nun beinahe, denn kurz bevor Dein Po die Sitzfläche berührt stehst Du wieder auf. Deine Arme gehen dabei vor und zurück. Du solltest Arme und Hände aber nicht zum Schwung holen verwenden.

Cross Crunch

Leg Dich auf den Rücken und stell die Füße flach auf den Boden. Presse den Rücken fest in den Boden. Nun leg den rechten Fuß über den linken Fuß. Die Hände ziehen neben dem Körper in Richtung Beine, während Du Dich aufrichtest. Versuche Dich so weit als möglich aufzurichten, damit Du eine ordentliche Spannung im Bauch spürst. Beim Aufrichten kannst Du zur Mitte gehen, oder mit einer leichten Drehung auch links und rechts neben dem Körper.

Seitliches Beinheben

Leg Dich auf den Boden und drehe Dich zur Seite. Das untere Bein kannst Du leicht abwinkeln, während das obere Bein ordentlich gestreckt bleibt. Mit einer Hand kannst Du Deinen Kopf stützen und mit der anderen Hand stützt Du Dich an Deinen Schläfen ab. Nun hebst Du das gestreckte Bein so hoch als möglich an. Senke das Bein wieder, lass es aber nicht den Boden berühren.

Rudern mit dem Fitness-Band

Mit einem Fitness-Band lassen sich sehr viele tolle Tabata-Übungen absolvieren. Rudern ist eine tolle Übung, die sowohl deine Arme, als auch Deine Bauchmuskulatur trainiert. Setze Dich auf den Boden und streck die Beine aus. Spanne nun das Band um Deine Beine und halte es am anderen Ende fest. Bleib aufrecht sitzen, spanne die Bauchmuskeln an und ziehe die Schultern weit nach hinten. Die Ellenbogen sollten sich hinter Deinem Rücken beinahe treffen. Wenn Du die Übung etwas verstärken willst, dann geh in die Grätsche, so wird der Widerstand größer.

Übung mit dem Fitness-Band im Stehen

Du stellst Dich auf Dein Fitness-Band und fixierst es so am Boden. Stell Dich aufrecht hin, spanne den Bauch an, ziehe den Nabel ein und kneife den Popo zusammen. Fasse das band am oberen Ende und ziehe es mit beiden Armen gleichzeitig hoch. Die Ellenbogen sehen nach außen. Versuche die Arme so hoch als möglich zu ziehen.

Tabata-Übungen für Fortgeschrittene

Sämtliche einfach Übungen können optimiert und angepasst werden. Fortgeschrittene kombinieren viele der einfachen Übungen mit Sprüngen. Ob Anfänger oder Fortgeschritten, es ist immer wichtig, alle Übungen wirklich korrekt auszuführen. 20 Sekunden Power wechseln sich mit 10 Sekunden Ruhe ab und ergeben in 8 Wiederholungen ein optimales Tabata-Trainingsprogramm. Bevor wir zu unserem Trainingsplan für eine 14-tägige Challenge starten, sind hier noch einige Übungen für Fortgeschrittene. Besonders bei Übungen mit Sprüngen ist es enorm wichtig nicht ohne vorheriges Aufwärmen zu starten.

Leichte Aufwärmübungen

Wichtig ist, dass die jeweiligen Körperregionen, die während des Trainings beansprucht werden, ordentlich aufgewärmt sind. Leichtes Laufen am Stand, kreisen der Füße, Rumpfbeugen und Kniebeugen sind eine kleine Vorbereitung. Auch ist das Dehnen nicht nur nach, sondern auch vor dem Sport absolut zu empfehlen. Achte auch darauf, dass Kopf und Nacken für das Training vorbereitet sind. Dreh den Kopf von der rechten Schulter zur linken Schulter, führe Dein Kinn an die Brust und wieder zurück. Wichtig ist, dass Du hier keine hektischen und allzu schnellen Bewegungen machst. Lass Deine Schultern kreisen, die Arme und auch die Hände. Roll Deine Wirbelsäule aus dem Stand langsam und Wirbel für Wirbel ab und wieder auf.

Da Du wahrscheinlich aus Zeitgründen auf das Tabata-Training zurückgreifst, wirst Du auch für Dein Aufwärmprogramm nicht all zu viel Zeit aufwenden wollen. Bei unserer 14 Tage Challenge findest Du auch immer spezielle Anregungen für ein kurzes Aufwärmen, dann siehst Du, welche Übungen für welche Körperzonen ideal sind, und kannst es in Zukunft so auf Deinen individuellen Plan anpassen. Wenn Du das Tabata-Training nach Deiner regulären Cardio Einheit oder dem Krafttraining absolvierst, bist Du ohnehin schon ordentlich aufgewärmt. Dann solltest Du nur darauf achten, dass zwischen dem Training nicht zu viel Zeit vergeht. Ratsam wäre, nach 5 Minuten mit dem kleinen Tabata-Workout zu beginnen.

Kniebeugen mit Sprung

Führe eine korrekte Kniebeuge aus, bei der die Knie auf keinen Fall über die Zehen wandern sollen. Versuche nun rasch mit den Fingern den Boden zu berühren und schnelle zu einem hohen Sprung hoch. Lande sanft auf leicht gebeugten Knien und beginne wieder mit der Kniebeuge. Du wirst schon nach drei Versuchen einen deutlichen Unterschied zu den herkömmlichen Kniebeugen erkennen. Trotzdem musst Du auch hier immer 20 Sekunden durchhalten, bevor Du 10 Sekunden rasten darfst.

Plank mit Fußheben und Kreuzen

Geh in den Plank, stütze Dich in Schulterhöhe ab und halte kurz die Spannung. Nun hebe einen Fuß, drücke ihn fest in die Höhe und senke ihn über Kreuz über den anderen Fuß. Wiederhole diese Übung 20 Sekunden lang, ohne den Fuß wieder abzustellen. Nach der 10 Sekunden Pause ist der zweite Fuß an der Reihe.

Umgekehrter Plank oder schiefe Brücke

Lege Dich auf den Rücken stütze Dich mit den Händen unter den Schultern ab und drücke Dich hoch. Die Fingerspitzen zeigen in Richtung Füße. Der Po ist angespannt und bildet mit den durchgestreckten Beinen und dem Rücken eine schiefe Ebene. Diese für 20 Sekunden halten. Pobacken fest zusammenkneifen und darauf achten, dass der Kopf entspannt nach hinten geklappt ist.

Der Burpee

Stell Dich aufrecht hin, die Beine sind leicht gebeugt. Lasse Dich nach vorne gleiten und platziere die Handflächen in Schulterbreite am Boden. Gleichzeitig springen Deine Beine nun zurück, bis Du in einer Plankstellung angekommen bist. Hier verweilst Du aber nur einen Bruchteil einer Sekunde, denn Du springst sofort mit den Füßen zu den Händen vor, richtest Dich wieder auf und setzt zur Krönung noch zu einem Sprung an. Sofort nach der Landung gehst Du wieder auf den Boden.

Seilspringen

Nicht umsonst gehört Seilspringen zum Training jedes Sportlers. Halte das Seil kurz und achte darauf, dass Du wirklich schnell springst. Ob Doppelsprung oder Laufsprung, Kreuzsprung oder eine andere Art, die Dir liegt - auch hier gilt: 20 Sekunden intensiv trainieren, 10 Sekunden rasten und insgesamt 8 Wiederholungen absolvieren.

Box Jumps

Bei dieser Trainingseinheit werden schnelle Trippelschritte mit einer Links-Rechts-Kombination aus dem Boxsport verbunden. Dabei trippelst Du immer von einer Seite auf die andere und platzierst Deine Schläge erst in die linke und danach in die rechte Ecke. Nach jeweils drei Boxschlägen in die rechte Ecke, platzierst Du auch einen Kick, und trippelst weiter in die linke Ecke, wo Du ebenfalls nach drei Schlägen einen Kick machst. Dieses Training ist schweißtreibend, aber sehr effektiv und kurbelt den Stoffwechsel optimal an. Achte darauf, dass Dein ganzer Körper unter Spannung steht.

Side Planks mit Bewegung

Leg Dich seitlich auf den Boden, platziere die Hand unter Deiner Schulter, strecke die Beine aus und drücke Dich zu einem seitlichen Plank hoch. Achte darauf, dass Dein Körper eine gerade Linie ergibt, besonders den popo solltest Du ordentlich hoch drücken. Nun hebst Du das obere Bein ein Stück an und wippst auf halber Strecke vor und zurück. Nach 20 Sekunden und 10 Sekunden Rast ist die andere Seite an der Reihe.

Mountain Climber oder Bergsteiger

Du startest in einer Plank Position. Achte darauf, dass sich Deine Hände unter den Schultern befinden, die Beine ein wenig mehr als schulterbreit geöffnet sind und Dein Körper tief, gerade und gespannt ist. Nun ziehst Du abwechselnd ein Knie in Richtung Kinn. Abwechselnd wird nun immer ein Knie angezogen, kurz unter dem Kinn abgestellt und wieder ausgestreckt. Pass auf, dass der Po stets tief bleibt und der Körper eine gerade Linie bildet.

Der Russische Twist

Leg Dich für diese Übung auf den Boden und sieh zu, dass Du Deine Füße irgendwo fixieren kannst. Ideal ist es auch, wenn Dein Trainingspartner Deine Füße fixiert. Die Beine sind an den Knien abgewinkelt. Nun spannst Du Deinen Bauch an und hebst den Oberkörper soweit an, dass sich mit den Knien ein V ergibt. Dies ist die Ausgangsposition für den Russischen Twist. Nun drehst Du Dich abwechselnd rechts und links. Für eine noch höhere Schwierigkeits-Stufe kannst Du ein Gewicht, einen Medizinball, oder eine gefüllte Flasche in den Händen halten.

Toe Touch Crunches

Bei diesen Crunches streckst Du die Beine kerzengerade in die Höhe und versuchst beim Hochkommen des Oberkörpers mit den Fingerspitzen Deine Zehen zu berühren. Kurz die Spannung halten und wieder zurück sinken. Den Oberkörper während der 20 Sekunden aber nicht am Boden ablegen.

Die Jump Lunges - Ausfallschritt mit Sprung

Bei den Jump Lunges startest Du mit einem normalen Ausfallschritt. Dem Wechsel auf den anderen Fuß baust Du aber einen kleinen Sprung ein. Dazu musst Du den Körper ordentlich anspannen. Achte darauf, dass Du Deine Knie nie ganz durchdrückst.

Jump and Run

Schnelles Trippeln am Stand wird mit einem hohen Sprung kombiniert. Diese Übung ist sehr schnell und bringt Dich garantiert ins Schwitzen. Achte darauf, dass Du Deine Knie auch hier wieder nicht ganz durchstreckst. Der Körper bleibt gespannt, der Bauchnabel eingezogen und die Pobacken werden zusammen gekniffen. 20 Sekunden solltest Du Dich wirklich zur Höchstleistung motivieren, 10 Sekunden rasten und die Übung insgesamt 8 Mal wiederholen.

Squat und Kick

Hier werden die beliebten Squads mit einem Kick kombiniert. Achte darauf, dass beim Squad Deine Knie nicht über die Zehen wandern und Dein Po weit nach hinten geht. Beim Hochkommen führst Du abwechselnd mit dem linken und dem rechten Fuß einen Kick durch. Der Kick muss präzise geführt sein und darf nicht aus dem Schwung heraus entstehen.

Dreier Kick

Stell Dich gerade hin, beuge die Knie leicht und achte auf eine korrekte Körperspannung. Nun kickst Du mit dem rechten Fuß auf die rechte Seite, ohne den Fuß abzustellen folgt ein etwas höherer Kick und wird mit einem dritten, besonders hohen Kick gekrönt. Nun wechselst Du zur anderen Seite und führst dasselbe mit dem linken Fuß aus. Zusätzlich kannst Du die Hände zu Fäusten ballen und Boxhiebe in entgegengesetzter Richtung platzieren.

Das abwechslungsreiche 14 Tage Tabata-Trainingsprogramm

Nun haben wir die wichtigsten und effektivsten Übungen erklärt. Anhand dieser Übungen stellen wir nun eine 14-tägige Challenge zusammen. Jeder Tag beinhaltet ein kleines Aufwärmprogramm, ein 4 Minuten Tabata-Training, kleine Tipps für Ernährung, Beauty oder Freizeit. Nach diesen 2 Wochen wirst Du garantiert eine Veränderung an Deinem Körper bemerken. Die ersten Pfunde werden gepurzelt sein, Fettdepots sind geschmolzen und Du fühlst Dich garantiert auch aktiver und hast mehr Energie. Das harmonische Zusammenspiel von Bewegung und gesunder Ernährung ist natürlich die Voraussetzung für eine schlanke Linie. Doch mit diesen Tabata-Übungen hast Du bereits den Grundstein gelegt und kannst in eine vitale Zukunft blicken.

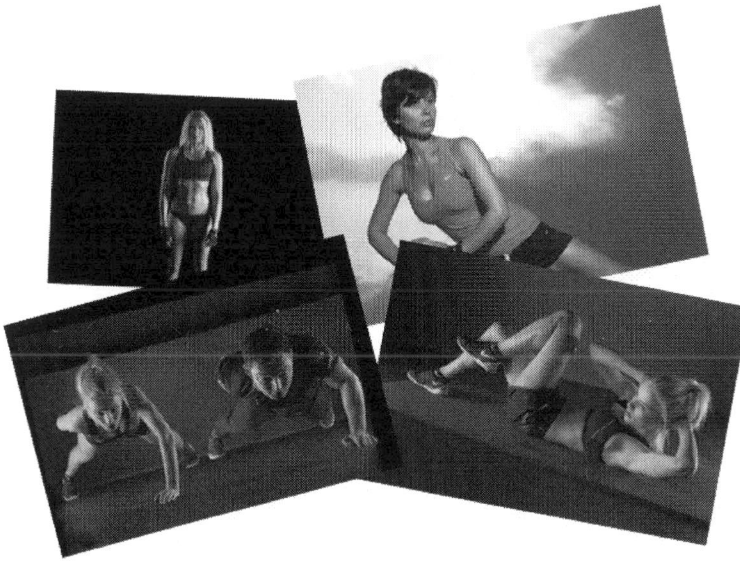

1. Tag der Challenge

Heute beginnst Du mit Deinem Fitness-Programm. Direkt nach dem Aufstehen, auf jeden Fall vor dem Frühstück beginnen wir nun mit unseren Übungen.

Wärme Dich für eine Minute mit Hüftkreisen auf.

Runde 1: 20 Sekunden Schiffchen - 10 Sekunden Pause
Runde 2: 20 Sekunden Beinrückheben - 10 Sekunden Pause
Runde 3: 20 Sekunden Schiffchen - 10 Sekunden Pause
Runde 4: 20 Sekunden Beinrückheben - 10 Sekunden Pause
Runde 5: 20 Sekunden Schiffchen - 10 Sekunden Pause
Runde 6: 20 Sekunden Beinrückheben - 10 Sekunden Pause
Runde 7: 20 Sekunden Schiffchen - 10 Sekunden Pause
Runde 8: 20 Sekunden Beinrückheben - 10 Sekunden Pause

Nachdem Du mit so viel Elan in den Tag gestartet bist, solltest Du Dir heute ein schönes Müsli mit Joghurt und frischen Früchten gönnen. Achte darauf, dass Du, wenn Du konsequent Gewicht verlieren möchtest, auf Zucker verzichten musst. Wenn Du Dein Müsli süßen möchtest, solltest Du Süßstoff, Xylit oder Stevia verwenden.

2. Tag der Challenge

Während der Challenge ist es empfohlen, die Trainingseinheiten immer gleich morgens zu absolvieren. So gewöhnst Du Dich schneller und besser an Deine guten Vorsätze, und was erledigt ist, ist erledigt. Verschiebst Du das Training auf später, gerät es schnell ganz in Vergessenheit.

Heute wärmst Du Dich mit kurzem Laufen am Stand auf. Eine Minute ist absolut ausreichend.

Runde 1: 20 Sekunden Squats - 10 Sekunden Pause
Runde 2: 20 Sekunden Squats & Jump - 10 Sekunden Pause
Runde 3: 20 Sekunden Squats - 10 Sekunden Pause
Runde 4: 20 Sekunden Squats & Jump - 10 Sekunden Pause
Runde 5: 20 Sekunden Squats - 10 Sekunden Pause
Runde 6: 20 Sekunden Squats & Jump - 10 Sekunden Pause
Runde 7: 20 Sekunden Squats - 10 Sekunden Pause
Runde 8: 20 Sekunden Squats & Jump - 10 Sekunden Pause

Mach heute mit gesunder Ernährung weiter und zaubere Dir als Mittagessen einen bunten und knackigen Salat. Hinein darf alles was schmeckt. Möhren, Tomaten, Blattsalate, geröstete Nüsse, gebratenes Hühnchen. Die Hauptsache ist, dass Du ein hochwertiges Öl, wie zum Beispiel Olivenöl verwendest. Auf Balsamicoessig solltest Du wegen dem hohen Zuckergehalt verzichten. Auch fette Fertig-Salatsaucen sind Tabu.

3. Tag der Challenge

Solltest Du am Morgen wirklich einmal keine Lust auf Dein Training haben, dann ist es empfehlenswert, wenn Du vor dem Tabata-Workout einen kleinen Spaziergang unternimmst. Auch so erzielst Du mit dem Mini-Workout anschließend die volle Wirkung.

Heute wärmst Du Dich mit Schulterkreisen auf. Jede Schulter sollte für eine Minute vorwärts und rückwärts gekreist werden.

Runde 1: 20 Sekunden Liegestütz an der Wand - 10 Sekunden Pause
Runde 2: 20 Sekunden Trizeps und Bizeps Übung mit Handtuch - 10 Sekunden Pause
Runde 3: 20 Sekunden Liegestütz an der Wand - 10 Sekunden Pause
Runde 4: 20 Sekunden Trizeps und Bizeps Übung mit Handtuch - 10 Sekunden Pause
Runde 5: 20 Sekunden Liegestütz an der Wand - 10 Sekunden Pause
Runde 6: 20 Sekunden Trizeps und Bizeps Übung mit Handtuch - 10 Sekunden Pause
Runde 7: 20 Sekunden Liegestütz an der Wand - 10 Sekunden Pause
Runde 8: 20 Sekunden Trizeps und Bizeps Übung mit Handtuch - 10 Sekunden Pause

Nach dem Training schmeckt ein Eiweiß Shake besonders gut. Er sorgt auch dafür, dass Du tatsächlich Fett abbaust und nicht an Muskelmasse verlierst. Du kannst Dir Shakes mit Joghurt, Frischkäse, Whey Pulver und frischen Früchten zubereiten.

4. Tag der Challenge

Wenn Du einmal oder zweimal pro Woche im Fitness-Center trainierst, dann solltest Du gleich im Anschluss Dein Tabata-Training absolvieren. Wenn Du länger als 5 Minuten pausierst, musst Du Dich wieder kurz aufwärmen.

Heute wärmst Du Dich mit Armkreisen auf. Eine Minute reicht, wenn Du es ordentlich ausführst.

Runde 1: 20 Sekunden Neider Presse - 10 Sekunden Pause
Runde 2: 20 Sekunden schnelle Boxschläge - 10 Sekunden Pause
Runde 3: 20 Sekunden Neider Presse - 10 Sekunden Pause
Runde 4: 20 Sekunden schnelle Boxschläge - 10 Sekunden Pause
Runde 5: 20 Sekunden Neider Presse - 10 Sekunden Pause
Runde 6: 20 Sekunden schnelle Boxschläge - 10 Sekunden Pause
Runde 7: 20 Sekunden Neider Presse - 10 Sekunden Pause
Runde 8: 20 Sekunden schnelle Boxschläge - 10 Sekunden Pause

Grüne Smoothies liegen voll im Trend. Heute solltest Du Dir einen gesunden Drink mixen. Hervorragend passen Mangold, Spinat, Brokkoli, grüner Apfel und grüner Tee zusammen. Smoothies machen satt, sind gesund und schlagen mit nur wenigen Kalorien zu Buche.

5. Tag der Challenge

Mittlerweile müsstest Du schon eine Veränderung an Deinem Körper bemerken. Als erstes merkst Du die positiven Veränderungen an den Hosen, Röcken und Kleidern, die plötzlich viel lockerer sitzen. Wichtig ist, dass Du Dir dein Gewicht notierst, und eventuell sogar Deine Umfänge abmisst. So kannst Du Deine Erfolge später ganz genau nachvollziehen.

Heute wärmst Du Dich eine Minute mit Aufrollen und Abrollen der Wirbelsäule auf.

Runde 1: 20 Sekunden Bauch, Beine, Po mit Oberkörper Beinkreuzer - 10 Sekunden Pause
Runde 2: 20 Sekunden Hüfte drehen und senken - 10 Sekunden Pause
Runde 3: 20 Sekunden Bauch, Beine, Po mit Oberkörper Beinkreuzer - 10 Sekunden Pause
Runde 4: 20 Sekunden Hüfte drehen und senken - 10 Sekunden Pause
Runde 5: 20 Sekunden Bauch, Beine, Po mit Oberkörper Beinkreuzer - 10 Sekunden Pause
Runde 6: 20 Sekunden Hüfte drehen und senken - 10 Sekunden Pause
Runde 7: 20 Sekunden Bauch, Beine, Po mit Oberkörper Beinkreuzer - 10 Sekunden Pause
Runde 8: 20 Sekunden Hüfte drehen und senken - 10 Sekunden Pause

Wenn Du gerade am Anfang unter Muskelkater leiden musst, so gönn Dir doch zur Entspannung einen besuch in der Sauna oder im Dampfbad. Auch ein heißes Bad mit Kräuterzusatz wirkt wohltuend und entspannend. Auch kannst Du Deine schmerzenden Muskeln mit Ölen mit Kampfer einreiben. Ein wahrer Geheimtipp bei Muskelkater ist asiatischer Tigerbalsam.

6. Tag der Challenge

Vielleicht hast Du ja schon an eine komplette Ernährungsumstellung gedacht. Sehr effektiv und facettenreich ist eine Low Carb Ernährung. Hier musst Du nicht ständig auf die Kalorien achten, es reicht, wenn Du Deinen täglichen Konsum an Kohlenhydrate auf etwa 30 Gramm pro Tag reduzierst.

Das heutige Aufwärmprogramm besteht aus ausgiebigem Kreisen von Schultern, Armen und Händen.

Runde 1: 20 Sekunden Kettlebell Swing - 10 Sekunden Pause
Runde 2: 20 Sekunden Laufen am Stand - 10 Sekunden Pause
Runde 3: 20 Sekunden Kettlebell Swing - 10 Sekunden Pause
Runde 4: 20 Sekunden Laufen am Stand - 10 Sekunden Pause
Runde 5: 20 Sekunden Kettlebell Swing - 10 Sekunden Pause
Runde 6: 20 Sekunden Laufen am Stand - 10 Sekunden Pause
Runde 7: 20 Sekunden Kettlebell Swing - 10 Sekunden Pause
Runde 8: 20 Sekunden Laufen am Stand - 10 Sekunden Pause

Gönne Dir heute eine leckere Low Carb Mahlzeit. Genieße ein saftiges Rindersteak mit Spiegelei und knackigen Blattsalaten.

7. Tag der Challenge

Heute hast Du schon die erste Woche der zweiwöchigen Challenge geschafft. Gönn Dir doch heute etwas ganz Besonderes. Wie wäre es mit einer entspannenden Massage? Massagen haben auch einen tollen Nebeneffekt, sie helfen dem Körper beim Entschlacken und beim Abtransport von Giftstoffen.

Heute wärmst Du Dich mit Kopf drehen auf. Sei aber vorsichtig und überdehne Deinen Kopf nicht. Generell solltest Du immer darauf achten, dass Sport zwar anstrengend ist, aber niemals unerträgliche Schmerzen bereiten darf.

Runde 1: 20 Sekunden Lunges - 10 Sekunden Pause
Runde 2: 20 Sekunden Knie hochziehen - 10 Sekunden Pause
Runde 3: 20 Sekunden Lunges - 10 Sekunden Pause
Runde 4: 20 Sekunden Knie hochziehen - 10 Sekunden Pause
Runde 5: 20 Sekunden Lunges - 10 Sekunden Pause
Runde 6: 20 Sekunden Knie hochziehen - 10 Sekunden Pause
Runde 7: 20 Sekunden Lunges - 10 Sekunden Pause
Runde 8: 20 Sekunden Knie hochziehen - 10 Sekunden Pause

Achte auch darauf, dass Du immer ausreichend trinkst. Auf süße Limos und Getränke mit Kohlensäure solltest Du weitgehend verzichten. Wasser ist natürlich perfekt, besonders lecker aber schmecken auch selbstgemachte Eistees oder aromatisiertes Wasser.

8. Tag der Challenge

Ab und zu soll man sich auch was Schönes gönnen. Sei es eine neue Jeans oder ein T-Shirt, das nun auch eine Nummer kleiner perfekt sitzt. Auch auf Süßigkeiten musst Du nicht komplett verzichten. Wenn der Heißhunger auf Schokolade kommt, dann greif zu dunkler Schokolade mit hohem Kakaoanteil. Auch Xylit Schokolade ist gut. Bei dieser Schokolade wurde Zucker durch Xylit ersetzt.

Heute wärmst Du Deinen Körper mit ausgiebigem Schulterkreisen auf.

Runde 1: 20 Sekunden Katzenbuckel - 10 Sekunden Pause
Runde 2: 20 Sekunden Twirl - 10 Sekunden Pause
Runde 3: 20 Sekunden Katzenbuckel - 10 Sekunden Pause
Runde 4: 20 Sekunden Twirl - 10 Sekunden Pause
Runde 5: 20 Sekunden Katzenbuckel - 10 Sekunden Pause
Runde 6: 20 Sekunden Twirl - 10 Sekunden Pause
Runde 7: 20 Sekunden Katzenbuckel - 10 Sekunden Pause
Runde 8: 20 Sekunden Twirl - 10 Sekunden Pause

Wenn Du Lust auf Kuchen oder Gebäck hast, dann versuch doch Low Carb Kuchen und Torten. Es gibt unzählige Rezepte, wie Du auch mit wenig Kohlenhydraten und ganz ohne Zucker leckere, süße Verführungen zaubern kannst.

9. Tag der Challenge

Da Du Dich jetzt auch gesund ernährst, geh doch über den Markt und kaufe verschiedenes Obst und Gemüse, an das Du Dich bis jetzt noch nie rangetraut hast. Avokados, Papayas und Mangos, Maracujas und rote Bete, diverse Kräuter und exotische Früchte, Du wirst staunen, wie facettenreich Du Deinen Speiseplan gestalten kannst.

Heute wärmst Du Dich eine Minute lang mit schnellem Gehen im Stand auf.

Runde 1: 20 Sekunden Planks - 10 Sekunden Pause
Runde 2: 20 Sekunden Liegestütze - 10 Sekunden Pause
Runde 3: 20 Sekunden Planks - 10 Sekunden Pause
Runde 4: 20 Sekunden Liegestütze - 10 Sekunden Pause
Runde 5: 20 Sekunden Planks - 10 Sekunden Pause
Runde 6: 20 Sekunden Liegestütze - 10 Sekunden Pause
Runde 7: 20 Sekunden Planks - 10 Sekunden Pause
Runde 8: 20 Sekunden Liegestütze - 10 Sekunden Pause

Hast Du mittlerweile Deinen Spaß am Sport entdeckt? Vielleicht beginnst Du nun auch mit anderen Sportarten. Es muss nichts Großartiges sein, Rad fahren, schwimmen, wandern, all diese Betätigungen verbrennen zusätzliche Kalorien und helfen Dir dabei, lästige Kilos zu verlieren.

10. Tag der Challenge

Wahrscheinlich ist es Deinen Freunden oder Arbeitskollegen in der Zwischenzeit schon aufgefallen, dass sich Deine Figur verändert hat. Warum startet ihr nicht gemeinsam zum täglichen Training. Zu zweit macht es oft viel mehr Spaß und gegenseitige Motivation spornt doppelt an.

Das heutige Aufwärmprogramm besteht aus einer Minute intensivem Hüftkreisen.

Runde 1: 20 Sekunden Oberkörper drehen - 10 Sekunden Pause
Runde 2: 20 Sekunden Squats - 10 Sekunden Pause
Runde 3: 20 Sekunden Oberkörper drehen - 10 Sekunden Pause
Runde 4: 20 Sekunden Squats - 10 Sekunden Pause
Runde 5: 20 Sekunden Oberkörper drehen - 10 Sekunden Pause
Runde 6: 20 Sekunden Squats - 10 Sekunden Pause
Runde 7: 20 Sekunden Oberkörper drehen - 10 Sekunden Pause
Runde 8: 20 Sekunden Squats - 10 Sekunden Pause

Wenn Du eine Übung aus unserer Challenge nicht machen möchtest, weil sie Dir zu einfach oder zu schwer ist, oder weil sie Dir Schmerzen bereitet, dann kannst Du natürlich jede beliebige Übung aus unserer Liste wählen. So kannst Du Dir Deine Challenge individuell gestalten.

11. Tag der Challenge

Die Challenge neigt sich schön langsam dem Ende zu, ich bin mir aber sicher, Du wirst auch weiterhin Deine täglichen Tabata-Übungen machen. Diese Art des Kurz-Intervalltrainings macht richtig süchtig. Gut dass es so viele unterschiedliche Übungen gibt - so kommt garantiert keine Langeweile auf.

Heute wärmst Du Dich mit Kniehochziehen auf. Nach einer Minute bist Du bereit für Deine heutige Challenge.

Runde 1: 20 Sekunden Kniebeugen auf einem Bein - 10 Sekunden Pause
Runde 2: 20 Sekunden Cross Crunches im Stehen - 10 Sekunden Pause
Runde 3: 20 Sekunden Kniebeugen auf einem Bein - 10 Sekunden Pause
Runde 4: 20 Sekunden Cross Crunches im Stehen - 10 Sekunden Pause
Runde 5: 20 Sekunden Kniebeugen auf einem Bein - 10 Sekunden Pause
Runde 6: 20 Sekunden Cross Crunches im Stehen - 10 Sekunden Pause
Runde 7: 20 Sekunden Kniebeugen auf einem Bein - 10 Sekunden Pause
Runde 8: 20 Sekunden Cross Crunches im Stehen - 10 Sekunden Pause

Hast Du Dir schon Deinen eigenen Tabata-Soundtrack erstellt? Im Internet gibt es unzählige Lieder, die exakt auf die Einheiten von 20 Sekunden und 10 Sekunden abgestimmt sind. Eines ist nämlich gewiss, mit Musik trainiert es sich viel leichter.

12. Tag der Challenge

Hast Du schon den perfekten Rhythmus gefunden, wann Du diese Challenge in deinen Alltag einbaust? Denk aber immer daran, am effektivsten ist das Tabata-Training am morgen vor dem Frühstück.

Heute wärmst Du Dich wieder mit Laufen am Stand auf. Nicht zu schnell, damit sich Deine Gelenke, Sehnen und Muskeln wirklich in aller Ruhe aufwärmen können.

Runde 1: 20 Sekunden Skate Jumps - 10 Sekunden Pause
Runde 2: 20 Sekunden Jumping Jacks - 10 Sekunden Pause
Runde 3: 20 Sekunden Skate Jumps - 10 Sekunden Pause
Runde 4: 20 Sekunden Jumping Jacks - 10 Sekunden Pause
Runde 5: 20 Sekunden Skate Jumps - 10 Sekunden Pause
Runde 6: 20 Sekunden Jumping Jacks - 10 Sekunden Pause
Runde 7: 20 Sekunden Skate Jumps - 10 Sekunden Pause
Runde 8: 20 Sekunden Jumping Jacks - 10 Sekunden Pause

Gerade für Übungen mit Sprüngen sollst Du Turnschuhe tragen, die ordentlich gedämpft sind. Auch musst Du in Deinen Sportschuhen einen guten Halt haben, damit Deine Sprunggelenke nicht beleidigt werden.

13. Tag der Challenge

Jetzt wo die Challenge dem Ende zugeht, solltest Du noch einmal für Entschlackung sorgen. Du kennst sicher die magische Kohlsuppe. Diese Suppe ist nicht nur toll, um Pfunde zu verlieren, sie schwemmt auch Giftstoffe aus dem Körper aus. Koch Dir heute einen großen Topf dieser Suppe mit viel Gemüse und schlemme Dich so richtig satt. Beim heutigen Aufwärmetraining lassen wir die Hüften kreisen, denn die stehen an diesem Tag im Mittelpunkt des Trainings.

Runde 1: 20 Sekunden Twerk Dance - 10 Sekunden Pause
Runde 2: 20 Sekunden Waden heben - 10 Sekunden Pause
Runde 3: 20 Sekunden Twerk Dance - 10 Sekunden Pause
Runde 4: 20 Sekunden Waden heben - 10 Sekunden Pause
Runde 5: 20 Sekunden Twerk Dance - 10 Sekunden Pause
Runde 6: 20 Sekunden Waden heben - 10 Sekunden Pause
Runde 7: 20 Sekunden Twerk Dance - 10 Sekunden Pause
Runde 8: 20 Sekunden Waden heben - 10 Sekunden Pause

Während einer Diät solltest Du nicht nur auf Zucker und Kohlenhydrate verzichten, auch mit Salz ist sparsam umzugehen. Dadurch müssen die Gerichte aber auf keinen Fall langweilig schmecken. Mit Chili, Knoblauch, Ingwer, vielen Kräutern und exotischen Gewürzen bekommst Du viel Aroma in Deine Speisen.

14. Tag der Challenge

Heute ist der letzte Tag angebrochen. Ich hoffe jedoch, dass Du auch in Zukunft nicht ganz auf Dein Tabata-Training verzichten wirst. Vielleicht schaffst Du es ja, dass Du zumindest an 4 Tagen pro Woche die paar Minuten für Dein Workout erübrigen kannst.
Am letzten Tag der Challenge wärmst Du Dich mit rhythmischen Mambo und Cha Cha Cha Schritten auf. Mit der passenden Musik ist dies schon ein Garant für gute Laune.

Runde 1: 20 Sekunden Tip Toe und Sprung - 10 Sekunden Pause
Runde 2: 20 Sekunden Deckenlift - 10 Sekunden Pause
Runde 3: 20 Sekunden Tip Toe und Sprung - 10 Sekunden Pause
Runde 4: 20 Sekunden Deckenlift - 10 Sekunden Pause
Runde 5: 20 Sekunden Tip Toe und Sprung - 10 Sekunden Pause
Runde 6: 20 Sekunden Deckenlift - 10 Sekunden Pause
Runde 7: 20 Sekunden Tip Toe und Sprung - 10 Sekunden Pause
Runde 8: 20 Sekunden Deckenlift - 10 Sekunden Pause

Nun hast Du erfolgreich das Finale erreicht und kannst zu Recht wirklich stolz auf Dich sein. Vergiss nicht, dass Du Dich heute wiegst und auch Deine Umfänge an Bauch, Bein, Po und Oberschenkel misst. Du wirst echt erstaunt sein, was die täglichen 4 Minuten Training ausgemacht haben. Du kannst diese Challenge natürlich beliebig oft wiederholen.

Tabata-Training - Fazit

Das Tabata-Training hat viele Vorteile. Du benötigst wenig Zeit und kannst Deine Übungen beinahe überall ausführen. Du musst in keine teuren Trainingsgeräte investieren, da Du beinahe alle Workouts komplett ohne Hanteln und Co machen kannst. Mit einer Yoga Matte einem Fitness-Band und einem Gymnastik Ball bist Du mehr als ausreichend ausgestattet. Hantel sind natürlich nicht schlecht, doch kannst Du diese fantastisch durch Wasserflaschen ersetzen.

Das Tabata-Intervalltraining ist besonders effektiv, und gerade wenn Du bei Deinem langjährigen Ausdauertraining stagnierst, mit dem Tabata-Workout bringst Du den Stoffwechsel und deine Verbrennung wieder auf Vordermann. Kombiniert mit gesunder Ernährung wirst Du sofort merken, dass die Pfunde wie automatisch purzeln. Gerade zu diesem Workout empfiehlt sich eine moderate und ausgewogene Low Carb Ernährung. Versuch einfach, dass Du Nudeln, Zucker und Weißmehl aus Deinem Speiseplan streichst, und schon steht der perfekten Bikini Figur nichts mehr im Weg.

Wir wünschen Dir viel Spaß und gutes Gelingen mit den Workouts, die Du ganz nach Lust und Laune in Deinen täglichen Alltag integrieren kannst.

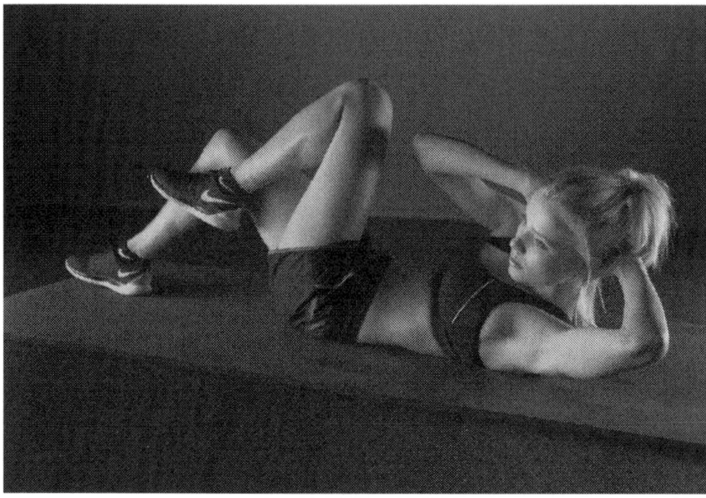

Impressum:

Kosta Anaxagora & Lemesou, 30, Storikon Building, 1st floor, Flat/Office 101. Strovolos, 2014, Nicosia, Cyprus.

Auflage (Erstauflage 2017)
Umschlaggestaltung, Illustration:
ILM Beratungs und Vertriebs Ltd.
Lektorat, Korrektorat: *ILM Beratungs und Vertriebs Ltd.*

Kontakt: bksl@gmx.at

Taschenbuch
KDN-ISBN:
9781549655623
e-book
ASIN:B075BH6QZ9

Haftungsausschluss

Die Inhalte wurden mit größtmöglicher Sorgfalt erstellt. Der Autor übernimmt jedoch keine Gewähr für die Richtigkeit und Vollständigkeit der hier befindlichen Informationen sowie bereitgestellten Inhalte.

Urheber- und Kennzeichenrecht

Bei den Inhalten die erstellt wurden, werden die Urheberrechte Dritter beachtet. Insbesondere werden Inhalte und Rechte Dritter als solche gekennzeichnet. Sollte der Nutzer trotzdem auf eine Urheberrechtsverletzung aufmerksam werden, bitten wir um einen entsprechenden Hinweis. Bei Bekanntwerden von Rechtsverletzungen werden wir derartige Inhalte umgehend entfernen.

Etwaige Bilder: Privatarchiv,Pixabay.com

26057380R00042

Printed in Poland
by Amazon Fulfillment
Poland Sp. z o.o., Wrocław